Ángela Alonso García

Diseño de un proyecto de investigación

Ángela Alonso García

Diseño de un proyecto de investigación

para evaluar la utilidad diagnóstica del PET/CT con 18F-DCFPyL y 18F-Colina en pacientes con cáncer de próstata

PUBLICIA

Imprint

Cover image: www.ingimage.com

Publisher:
PUBLICIA
is a trademark of
Dodo Books Indian Ocean Ltd. and OmniScriptum S.R.L publishing group

120 High Road, East Finchley, London, N2 9ED, United Kingdom
Str. Armeneasca 28/1, office 1, Chisinau MD-2012, Republic of Moldova, Europe
Printed at: see last page
ISBN: 978-3-639-55761-9

Diseño de un proyecto de investigación para evaluar la utilidad diagnóstica del PET/CT con ^{18}F-DCFPyL y ^{18}F-Colina en pacientes con recidiva bioquímica de cáncer de próstata en un hospital de tercer nivel

Autora: Ángela Alonso García

RESUMEN

INTRODUCCIÓN: Para el diagnóstico de la recidiva bioquímica del cáncer de próstata se ha utilizado en España la Colina marcada con flúor-18 PET/CT que presenta una tasa de detección variable y sujeta a los valores de PSA previos al estudio. Desde hace algunos años se sabe que el Antígeno Prostático Específico de Membrana (PSMA) se sobreexpresa en la mayoría de los cánceres de próstata y representa un blanco molecular ideal para fines diagnósticos y terapéuticos. En la última década se ha desarrollado un nuevo radiofármaco, el ^{18}F-DCFPyL, que se une al dominio extracelular del PSMA y puede permitir un método más sensible y preciso para la detección de la recurrencia temprana del tumor.

OBJETIVO: Evaluar la utilidad del ^{18}F-DCFPyL (2-(3-{1-carboxi-5-[(6-18F-fluoro-piridina-3-carbonil)-amino]-pentil}-ureido)-ácido pentanodioico) PET-CT como método diagnóstico no invasivo y contrastarlo con la ^{18}F-Colina PET-CT.

MATERIAL Y MÉTODOS: Se realizará un estudio transversal retrospectivo con pacientes que presentan recidiva bioquímica de cáncer de próstata con prostatectomía radical quirúrgica o radioterapia previa y que tienen una petición facultativa de ^{18}F-DCFPyL PET/CT en el servicio de Medicina Nuclear de un Hospital. El tiempo de ejecución del estudio será desde diciembre de 2020 hasta septiembre de 2023.

JUSTIFICACIÓN/APLICABILIDAD DEL ESTUDIO: Actualmente en España el ^{18}F-DCFPyL se está utilizando como medicamento en situaciones especiales y aún no está autorizada su comercialización. Sería importante establecer el valor diagnóstico de este radiofármaco, que de ser superior a los ya establecidos por la AEMPS, permitirá mayor precisión diagnóstica.

Palabras clave: ^{18}F-DCFPyL; PET/CT; recidiva bioquímica; cáncer de próstata; ^{18}F-Colina; PSMA.

ABSTRACT

INTRODUCCTION: Choline labeled with fluorine-18 PET/CT has been used in Spain for the diagnosis of biochemical recurrence of prostate cancer, which has a variable detection rate and is subject to PSA values prior to the study. For some years it has been known that Prostate Specific Membrane Antigen (PSMA) is overexpressed in most prostate cancers and represents an ideal molecular target for diagnostic and therapeutic purposes. In the last decade, a new radiopharmaceutical has been developed, ^{18}F-DCFPyL, which binds to the extracellular domain of PSMA and may allow a more sensitive and precise method for the detection of early tumor recurrence.

OBJECTIVE: Evaluate the utility of ^{18}F-DCFPyL (2-(3-{1-carboxy-5-[(6-18F-fluoro-pyridine-3-carbonyl)-amino]-pentyl}-ureido)-pentanedioic acid) PET-CT as a non-invasive diagnostic method and contrast it with ^{18}F-Choline PET-CT.

MATERIAL AND METHODS: A retrospective cross-sectional study will be carried out with patients who present biochemical recurrence of prostate cancer with previous surgical radical prostatectomy or radiotherapy and who have a medical request for ^{18}F-DCFPyL PET/CT in the Nuclear Medicine service of a Hospital. The study will run from December 2020 to September 2023.

JUSTIFICATION/APPLICABILITY OF THE STUDY: ^{18}F-DCFPyL is currently being used in Spain as a medicinal product in special situations and is not yet authorised for marketing in Spain. It would be important to establish the diagnostic value of this radiopharmaceutical, which, if higher than those already established by the AEMPS, would allow greater diagnostic precision.

Key words: ^{18}F-DCFPyL; PET/CT; biochemical recurrence; prostate cancer; ^{18}F-Choline; PSMA.

ÍNDICE DE CONTENIDOS

1. INTRODUCCIÓN

1.1 CÁNCER DE PRÓSTATA

1.1.1 Epidemiología

El cáncer de próstata es una neoplasia muy frecuente en hombres y constituye una entidad de gran impacto social, sanitario y económico a nivel mundial. En el año 2020 se diagnosticaron 1,41 millones de casos en todo el mundo (1). La mayor incidencia se registró en Europa con un 33,5% de los casos. Las tasas de incidencia más elevadas se registraron en países desarrollados, siendo las más altas las de Brasil, América del Norte, Australia, Nueva Zelanda, Norte de Europa y Oeste de Europa (78, 72, 72.5, 92.9, 100.4 y 99/100.000 habitantes respectivamente) fundamentalmente por la determinación del Antígeno Prostático Específico (PSA) y en algunos casos, posterior biopsia. Las cifras de incidencia más bajas se registraron en el Sudeste Asiático y en Yemen (0.9 y 2.8/100.000 habitantes respectivamente). En el año 2020 fue el cáncer más prevalente en hombres en todo el mundo registrándose una cifra de 4956901 casos y fue el quinto que más muertes provocó en el sexo masculino, registrándose 375304 casos en el mundo (2).

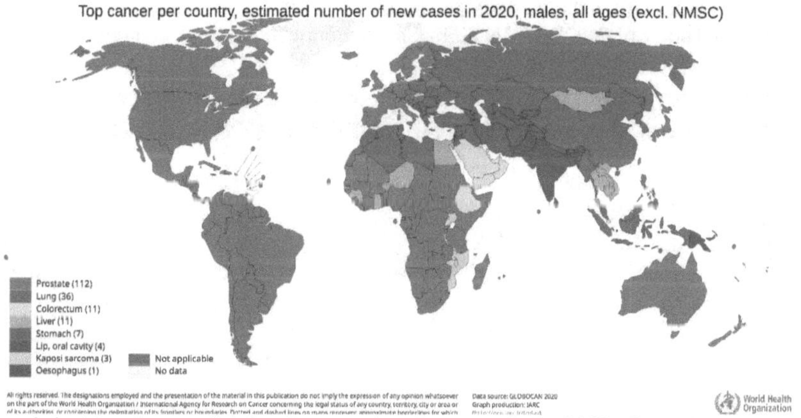

Figura 1: Incidencia mundial de cáncer en hombres en el año 2020. Consulta realizada en: GLOBOCAN 2020.Graph production: IARC (http://gco.iarc.fr/today) World Health Organization.

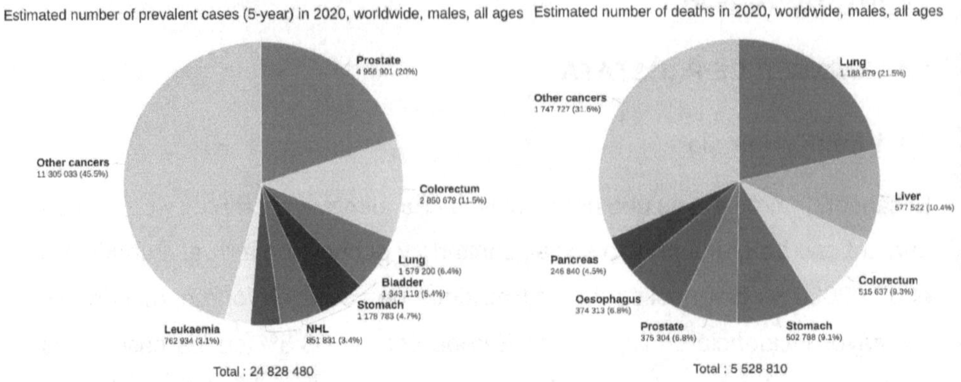

Figura 2 Prevalencia y tasa de mortalidad de distintos tipos de cáncer a nivel mundial en hombres en el año 2020. Consulta realizada en: GLOBOCAN 2020.Graph production: Global Cancer Observatory (http://gco.iarc.fr/) International Agency for Research on Cancer 2022.

El cáncer de próstata en España en el año 2020 fue el segundo más incidente teniendo en cuenta ambos sexos por detrás del cáncer colorrectal y provocó 5798 muertes. Los cánceres más frecuentemente diagnosticados en hombres en España en 2020 fueron los de próstata, colon y recto, pulmón y vejiga urinaria. Para este año 2022 se estima el mismo orden (3).

Tabla 1: Incidencia de distintos tipos de cáncer en hombres en España en el año 2020. Consulta realizada en: GLOBOCAN 2020.Graph production: Global Cancer Observatory (http://gco.iarc.fr/) International Agency for Research on Cancer 2022.

Cáncer	Casos
Próstata	34613
Colorrectal	24610
Pulmón	21480
Vejiga urinaria	14838
Riñón	6018
Hígado	4876
Estómago	4333
Otros cánceres	529

1.1.2 Factores de riesgo

- Edad: Es el principal factor de riesgo. El riesgo de desarrollar un cáncer de próstata empieza a aumentar a partir de los 50 años en hombres de raza blanca y a partir de los 40 años en hombres de raza negra o con historia familiar de cáncer de próstata. La edad media de presentación es de 65 años (4).

- Raza: El cáncer de próstata es más frecuente en hombres de raza negra que en hombres de otras razas. Además, los hombres de raza negra tienen una mayor probabilidad de ser diagnosticados en una etapa avanzada y tienen más del doble de probabilidad de fallecer por cáncer de próstata en comparación con los hombres blancos. Por otra parte, la tasa más baja de cáncer de próstata se observa en individuos de raza asiática(5).

- Historia familiar: El cáncer de próstata tiene un importante componente genético (en torno a un 8% de los casos). Los hombres que tienen un familiar de primer grado (padre o hermano) diagnosticado de cáncer de próstata tienen más probabilidad de desarrollar la enfermedad. En el cáncer de próstata hereditario la edad de aparición del cáncer es más precoz (antes de 55 años). Se han descubierto genes implicados en una mayor susceptibilidad al desarrollo de un cáncer de próstata, de entre todos ellos hay que destacar *BRCA1* y sobre todo *BRCA2* (6).

- Infección e inflamación de la próstata: Algunos estudios han sugerido que la prostatitis (inflamación de la glándula prostática) puede estar asociada a un riesgo aumentado de cáncer de próstata, aunque otros estudios no han encontrado tal asociación (7–10).

1.1.3 Diagnóstico

1.1.3.1 PSA

El Antígeno Prostático Específico (PSA) es una enzima proteolítica producida por el epitelio prostático que está presente en el líquido seminal. Produce la lisis del coágulo seminal y se encuentra en cantidades mínimas en sangre (11). Cuando hay una desestructuración del tejido, como en el cáncer, la producción del PSA por parte de las células puede llegar a los intersticios celulares, por lo que será recogido por los vasos linfáticos y llegará a la circulación general, apareciendo elevado en sangre.

El valor normal en sangre es <4ng/mL y a nivel seminal 1.000.000 ng/mL. Por tanto, no es un marcador tumoral, es un marcador organoespecífico, pues puede estar elevado en la hipertrofia prostática benigna (BPH), prostatitis y otras condiciones no malignas. Se encuentra en concentraciones mucho más bajas en suero, donde existe en formas ligada (total) y libre (12,13).

1.1.3.2 Tacto rectal

Es necesario para discriminar entre una posible Hiperplasia Benigna de Próstata (HBP) o un posible cáncer de próstata. Se palpa la próstata a través de la pared rectal en busca de nódulos o áreas anormales. La glándula prostática se encuentra inmediatamente delante del recto y generalmente el cáncer se localiza principalmente en la zona periférica de la glándula así que puede ser fácilmente palpable. Debe valorarse el tamaño, la consistencia y la movilidad de la próstata. Un tacto rectal sospechoso es indicación de biopsia, independientemente de los niveles de PSA (14).

1.1.3.3 Biopsia prostática guiada por ecografía transrectal (EcoTR)

El diagnóstico definitivo se realiza mediante biopsia. En ella es importante coger muestras de la periferia de la próstata, que es donde se suele localizar el cáncer (la HBP, por su parte, tiende a originarse en la zona más central de la glándula). Por ello es importante utilizar la ecografía como guía a la hora de realizarla pues permitirá confirmar el diagnóstico de cáncer y dar una idea del volumen tumoral y el grado de agresividad (puntuación Gleason) (15).

1.1.3.4 RNM pélvica multiparamétrica

Puede ser útil para localizar el tumor primario y especialmente tumores localizados en la región anterior de la próstata, dado que normalmente es una zona no biopsiada sistemáticamente y para valorar la extensión locorregional (afectación extracapsular e invasión de las vesículas seminales). También se utilizará en los pacientes que precisen segunda biopsia por elevación persistente de PSA (16).

1.1.4 Recidiva bioquímica

Se considera recidiva bioquímica a dos elevaciones consecutivas del Antígeno Prostático Específico (PSA) > 0,2 ng/ml tras prostatectomía radical, o incrementos del PSA de $\geq$ 2 ng/ml por encima del PSA nadir (definido como el valor de PSA más bajo alcanzado tras la radioterapia) (17). Después del tratamiento inicial con intención curativa, aproximadamente entre un 20% y un 40% de los pacientes desarrollará recidiva bioquímica con incremento del PSA (18,19).

Para distinguir si la recidiva es local, regional o a distancia se realizan pruebas de imagen como la tomografía computarizada (CT), la resonancia magnética (RM) y la gammagrafía ósea (GGO), siendo con frecuencia negativas o no concluyentes en la localización de la recidiva, ya que se requiere un tamaño mínimo de la lesión recurrente (20,21).

En este sentido, los nuevos métodos diagnósticos más avanzados como el PET-CT, pueden ser de utilidad en un intento de localizar el foco de recidiva y posibilitan que muchos pacientes dispongan de alternativas en el tratamiento más específicas (22).

1.1.5 Receptores de membrana en células cancerosas

Los receptores de membrana son proteínas o glicoproteínas clave que permiten la interacción de determinadas moléculas con los mecanismos del metabolismo celular y con ello, la comunicación celular externa con la interna. Los receptores de membrana de células cancerosas cambian su expresión según el estado del cáncer. Determinados receptores de membrana, encargados principalmente de señalizaciones relacionadas con la supervivencia y proliferación celular, se sobreexpresan en la superficie de la membrana celular. Esto permite que sean utilizados como blancos moleculares para su localización, a través de péptidos que puedan reconocer dichos receptores de tal forma que puedan unirse específicamente (23). Entre los receptores sobre expresados en cáncer de próstata, encontramos al Antígeno Prostático Específico de Membrana (PSMA). Este es de especial interés en avanzadas técnicas diagnósticas.

1.2 TOMOGRAFÍA POR EMISIÓN DE POSITRONES (PET)

1.2.1 Fundamento de la técnica

Se trata de una técnica tomográfica de diagnóstico por imagen dentro del campo de la Medicina Nuclear que utiliza trazadores marcados con radioisótopos emisores de positrones que hacen posible la visualización in vivo de diversos procesos fisiológicos o fisiopatológicos. Permite, asimismo, la realización de estudios dinámicos y realizar medidas de actividad metabólica celular a lo largo del tiempo (24).

Los tomógrafos PET registran la radiación electromagnética que procede de la aniquilación de los positrones con los electrones de la materia, que ocurre en el interior del paciente. Los principios de conservación del momento y la energía determinan la dirección y la energía de los fotones de aniquilación, que se dirigirán en la misma dirección pero sentido opuesto, con una energía de 511 KeV (24,25).

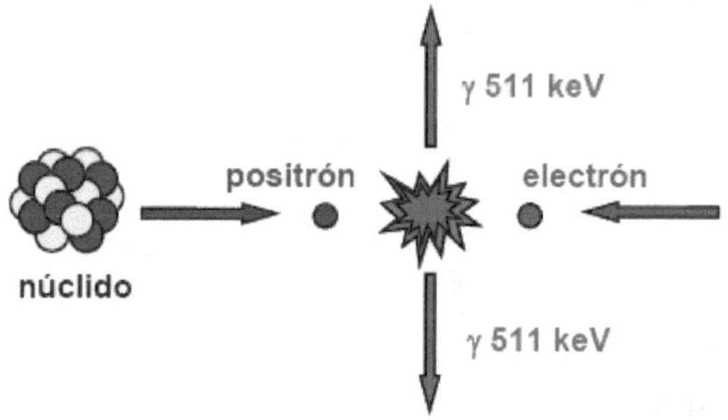

Figura 3: Emisión y aniquilación de un positrón. Extraído de (48)

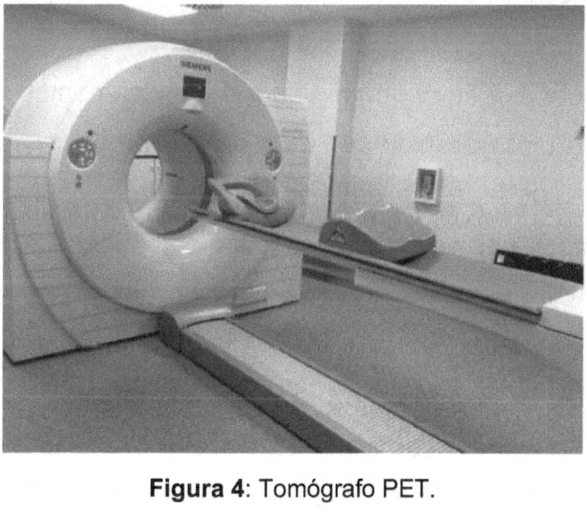

Figura 4: Tomógrafo PET.

Los radioisótopos más empleados en la Tomografía por Emisión de Positrones (PET) son ^{11}C, ^{13}N, ^{15}O, y ^{18}F, pero los tres primeros tienen un periodo de semidesintegración muy corto (Tabla 2) (26). El más utilizado es el ^{18}F que tiene un periodo de semidesintegración de 110 minutos, suficientemente amplio para permitir su transporte, desde las unidades o centros en donde se produce (ciclotrón) hasta las unidades o centros en donde se utiliza (27).

Tabla 2: Radionucleidos emisores de positrones utilizados en PET.

Radionúclido	Periodo de semidesintegración (minutos)
^{11}C	20.4
^{13}N	9.96
^{15}O	2.07
^{18}F	109.7

1.2.2 Radiofármaco

1.2.2.1 Definición

En el Real Decreto 479/1993 que regula los “Medicamentos Radiofármacos” de uso humano queda definido como “cualquier producto que cuando esté preparado para su uso con finalidad terapéutica o diagnóstica contenga uno o más radionucleidos”. Los radiofármacos están compuestos por dos fracciones (28):

a) El radionúclido o isótopo radiactivo que emite la radiación que es detectada por el instrumental específico (gammacámara, PET) o que lleva a cabo un efecto terapéutico. Los radionúclidos pueden emitir tres tipos de radiación fundamentales:

- **Partículas alfa (α):** son partículas iguales a los núcleos de helio (^4He) formadas por dos protones y dos neutrones fuertemente ligados.
- **Partículas beta (β)**: con carga y masa. La desintegración beta agrupa tres procesos:
    - la desintegración $ß^-$ o emisión de un electrón.
    - la desintegración $ß^+$ o emisión de un positrón.
    - la captura electrónica (CE) o captura de un electrón por el núcleo atómico.
- **Radiación gamma (γ)**, que es radiación electromagnética.

b) La molécula trazadora: fracción química, orgánica o inorgánica, que determina la biodistribución del radiofármaco hasta el órgano diana.

1.2.2.2 Características de un radiofármaco para diagnóstico

Los radionucleidos empleados en las pruebas diagnósticas deben tener unas características físicas tales que produzcan la mínima dosis de radiación en el paciente, sin detrimento de la calidad del diagnóstico (29). Por este motivo deben tener (30):

- Un período de semidesintegración corto.
- Emisión de fotones de baja energía y, a ser posible, no emitir otro tipo de radiación.
- Fisiológicamente inocuo.
- No efecto tóxico.
- No efecto terapéutico.
- No desencadenar reacciones alérgicas, alteraciones hemodinámicas ni osmóticas.
- Disponible fácilmente.

- Captación elevada por el órgano a explorar y lo más baja posible en el resto del organismo.

1.3 ANTÍGENO PROSTÁTICO ESPECÍFICO DE MEMBRANA (PSMA)

El Antígeno Prostático Específico de Membrana (PSMA) es un receptor localizado en la bicapa lipídica de la membrana celular que aumenta su expresión de forma significativa en las células epiteliales prostáticas en comparación con su expresión en otros tejidos (riñones, intestino delgado y glándulas salivares). Casi todos los adenocarcinomas de próstata muestran sobreexpresión de PSMA en la mayoría de las lesiones, tanto primarias como metastásicas, sobre todo en estadíos avanzados de la enfermedad, además de en la neovasculatura del tumor (31,32). Los niveles de expresión de esta proteína en células prostáticas displásicas son entre 100 y 1.000 veces superiores a los de las células normales.

Es una glucoproteína transmembrana de tipo II, también llamada folato hidrolasa I o glutamato carboxipeptidasa II y tiene funciones de proliferación celular y transducción de señales en las células epiteliales de la glándula prostática (33).

Su estructura está compuesta por tres dominios (Figura 3): 1) Un dominio citoplasmático NH_2-terminal de 19 aminoácidos, 2) Una región transmembrana hidrofóbica de 24 aminoácidos y 3) Un gran dominio extracelular, que se encuentra altamente glicosilado de 707 aminoácidos (34,35). Cuando un sustrato se une al PSMA ambos son internalizados.

Los datos publicados actualmente muestran que el PSMA tiene un impacto importante en el diagnóstico del cáncer de próstata. Recientemente se han desarrollado varios radiofármacos inhibidores de su dominio enzimático extracelular, uno de ellos es el ^{18}F-DCFPyL (ácido 2-(3-{1-carboxi-5-[(6- ^{18} Ffluoro-piridina-3-carbonil)-amino]-pentil}-ureido)-pentanodioico) (Figura 4) que está basado en la secuencia glutamato-ureido-lisina y contiene en su estructura el isótopo radioactivo flúor-18.

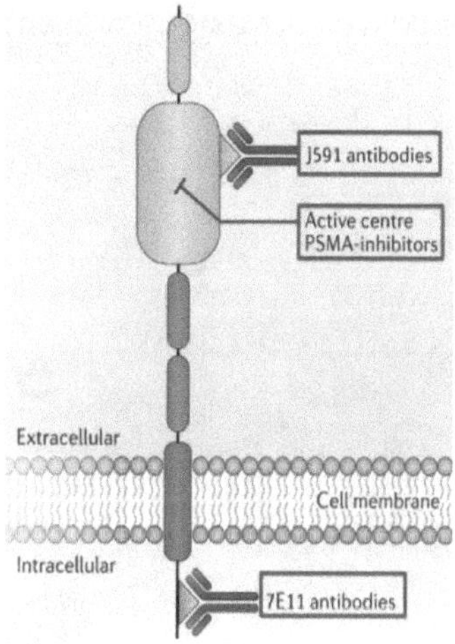

Figura 5: Receptor PSMA (36).

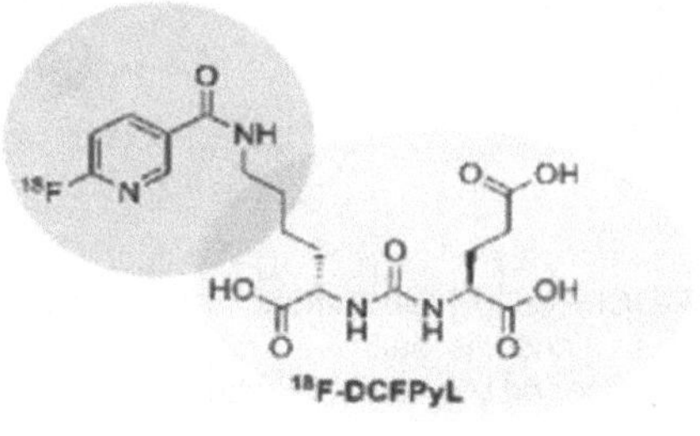

Figura 6 Estructura química ^{18}F-DCFPyL (36).

Este radiofármaco se está utilizando en España como medicamento en situaciones especiales en el diagnóstico de la recidiva bioquímica de cáncer de próstata. Presenta una mejor resolución espacial, una mayor afinidad al PSMA, una excelente calidad de imagen y tasas de detección en comparación con otros radiofármacos inhibidores del PSMA, un aclaramiento plasmático rápido por lo que tiene mejor perfil de seguridad y baja captación hepática. Además la síntesis en ciclotrón es sencilla y se obtienen rendimientos elevados (37). La principal desventaja es que presenta alta captación renal y eliminación urinaria (38).

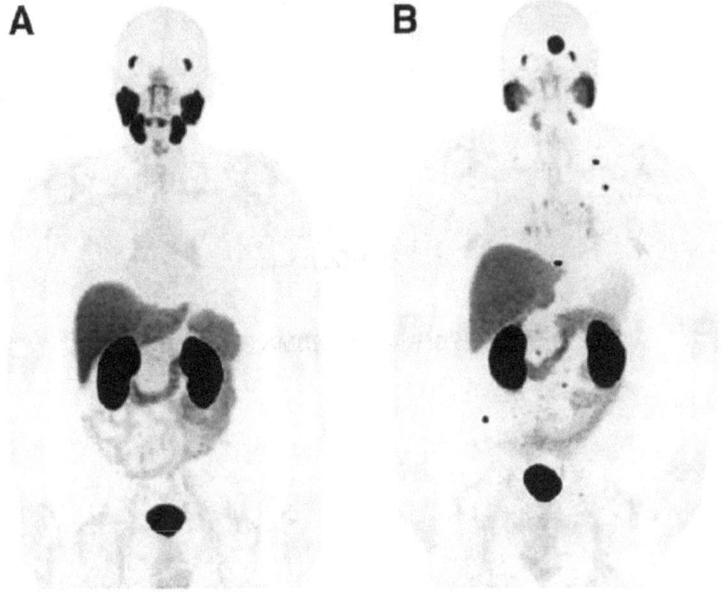

Figura 7: PET con ^{18}F-DCFPyL. (A) Biodistribución normal (captación significativa por glándulas lagrimales, glándulas salivales, riñones, hígado, bazo, intestino y contenido vesical). (B) Cáncer de próstata metastásico. Extraído de (49).

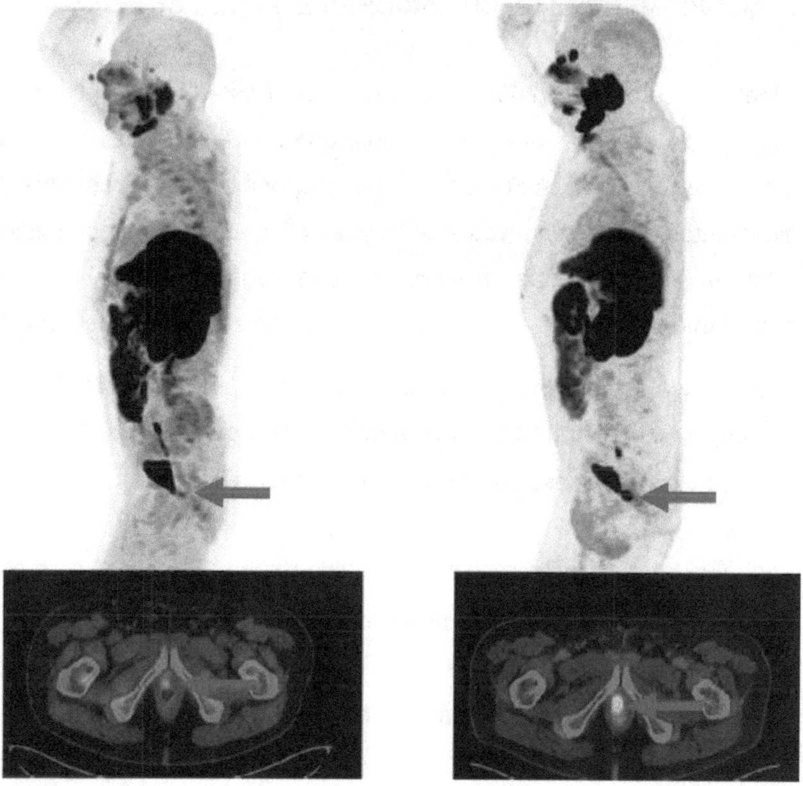

Figura 8: Ejemplo clínico de un paciente con recidiva bioquímica de cáncer de próstata. Proyección sagital del PET con ^{18}F-DCFPyL (arriba a la derecha), ^{18}F-Colina (arriba a la izquierda), imágenes axiales fusionadas ^{18}F-DCFPyL (abajo a la derecha) y ^{18}F-Colina (abajo a la izquierda) de un paciente de 77 años de edad sometido a prostatectomía. El PET con ^{18}F-Colina muestra una captación equívoca en el lecho prostático (SUVmáx 4,1), mientras que el PET con ^{18}F-DCFPyL muestra una intensa expresión de PSMA en el lecho prostático (SUVmáx 23,7). El paciente se sometió a RT de rescate en lecho prostático después del PET, lo que condujo a un posterior descenso del PSA a < 0,01 ng/ml. Extraído de (46).

1.4 MEDICAMENTOS EN SITUACIONES ESPECIALES

El Real Decreto 1015/2009 establece las pautas para el acceso a medicamentos en situaciones especiales, que son aquellos que no cuentan con autorización en España pero están disponibles en otros países, los medicamentos en fase de investigación y aquellos empleados en condiciones distintas a las aprobadas. Representa una regulación que actualiza el procedimiento previamente en vigor y presenta las siguientes mejoras (39):

- Simplifica la carga administrativa, conforme al Plan de Reducción de Cargas Administrativas y Mejora de la Regulación.
- Optimiza los procesos existentes e introduce la posibilidad de tramitación electrónica.
- Fortalece las salvaguardias de seguridad en la utilización de medicamentos en circunstancias especiales.
- Eleva la calidad de la información y transparencia proporcionada por la AEMPS a ciudadanos, profesionales y autoridades sanitarias.
- Asegura la igualdad en el acceso a medicamentos en situaciones especiales.

2. HIPÓTESIS

Las técnicas de imagen convencionales para el diagnóstico del cáncer de próstata, como la resonancia magnética, la tomografía computarizada y la gammagrafía ósea tienen una precisión y sensibilidad limitada en la detección de la recurrencia y la enfermedad metastásica (40). La ^{18}F-Colina PET-CT, cuya comercialización está autorizada en España desde 2018, presenta una tasa de detección variable y baja sensibilidad sujeta a los valores de PSA previos al estudio (41,42).

Por estos motivos, en la última década se han desarrollado radiofármacos basados en el Antígeno Prostático de Membrana Específico (PSMA). Uno de ellos, que en España se está utilizando como medicamento en situaciones especiales, es el ^{18}F-DCFPyL (43).

El ^{18}F-DCFPyL PET-CT puede ser una alternativa a la ^{18}F-Colina PET-CT en el diagnóstico de la recidiva bioquímica de cáncer de próstata en pacientes en los que no se ha podido detectar la localización de esta con otras pruebas diagnósticas (33). Este radiofármaco nos permitiría detectar enfermedad tanto loco-regional como a distancia y con ello establecer el manejo terapéutico más adecuado para cada paciente (44).

La hipótesis de este trabajo es que el ^{18}F-DCFPyL PET-CT supondría mejoras en el diagnóstico frente al uso de la ^{18}F-Colina PET-CT.

3. OBJETIVOS

Objetivo principal

Diseñar un proyecto de investigación que permita evaluar la utilidad del ^{18}F-DCFPyL PET-CT como método diagnóstico no invasivo en pacientes que presenten recidiva bioquímica de cáncer de próstata.

Objetivos secundarios

- Valorar la tasa de detección del ^{18}F-DCFPyL PET-CT en pacientes con recidiva bioquímica según la cifra del PSA.
- Determinar un punto de corte en el valor del PSA a partir del cual elevaciones progresivas supongan un riesgo importante de recidiva y por tanto se beneficiarían de realizar un PET/CT con ^{18}F-DCFPyL.
- Establecer una relación entre los parámetros metabólicos (SUV_{max}) del ^{18}F-DCFPyL PET-CT y los niveles de PSA.
- Determinar una relación entre el valor del PSA y los hallazgos PET (recidiva local, ganglionar o metastásica).
- Determinar la influencia del diagnóstico del ^{18}F-DCFPyL PET-CT en el tratamiento posterior.
- Analizar la aportación del ^{18}F-DCFPyL PET-CT positivo sobre los casos de ^{18}F-Colina PET-CT negativa o no concluyente.

4. METODOLOGÍA

4.1. Diseño del estudio

Se realizará un estudio observacional transversal retrospectivo con el que se pretende evaluar la importancia del ^{18}F-DCFPyL PET-CT en el diagnóstico de la recurrencia de cáncer de próstata en pacientes con recidiva bioquímica y con resultados no positivos a ^{18}F-Colina PET-CT (negativos o no concluyentes) y realizar un seguimiento de dichos pacientes para evaluar la influencia del diagnóstico en el cambio de tratamiento.

4.2. Lugar

El estudio se llevará a cabo con los datos recogidos de los pacientes a los que se les ha realizado un ^{18}F-DCFPyL PET-CT en el Servicio de Medicina Nuclear de un Hospital de tercer nivel.

4.3. Tiempo de ejecución

Se analizarán los estudios PET-CT con ^{18}F-DCFPyL realizados desde que empezó a utilizarse el radiofármaco en el hospital en diciembre de 2020 hasta septiembre de 2023.

4.4. Sujetos

Los sujetos del estudio son pacientes con cáncer de próstata que están sufriendo una recurrencia bioquímica de la enfermedad y no se consigue detectar su origen en pruebas de imagen convencionales (TC y RM), gammagrafía ósea o 18F-Colina PET-CT y se les ha solicitado un ^{18}F-DCFPyL PET-CT al Servicio de Medicina Nuclear de un hospital de tercer nivel.

Criterios de inclusión

Pacientes varones con sospecha de recurrencia de cáncer de próstata que presentan, tras prostatectomía radical, un incremento del PSA de al menos 0,2 ng/ml o tras tratamiento con radioterapia (haz externo o braquiterapia), un incremento del PSA $\geq$ 2 ng/ml por encima del nadir (punto más bajo tras la terapia). Todos los pacientes deben tener alguna prueba de imagen (TC, RM, gammagrafía ósea o ^{18}F-Colina PET-CT) previa al ^{18}F-DCFPyL PET-CT con resultados negativos o equívocos a la recidiva bioquímica.

Criterios de exclusión

Pacientes cuya recurrencia de la enfermedad se ha demostrado mediante otras técnicas de imagen (TC, RM, gammagrafía ósea o ^{18}F-Colina PET-CT) tras llegar la petición de ^{18}F-DCFPyL PET-CT al servicio de Medicina Nuclear. Pacientes con tratamiento de privación de andrógenos en los 3 meses previos al estudio con ^{18}F-DCFPyL PET-CT. Falta de seguimiento del paciente: éxitus, pacientes llegados de otros hospitales, que no poseen ningún informe accesible para hacer la revisión de los datos, cambio de hospital, abandono terapéutico...

Tamaño muestral y muestreo

La muestra se seleccionará siguiendo criterios de inclusión y de exclusión e incluiremos a todos los pacientes a los que se les haya realizado un ^{18}F-DCFPyL PET-CT en el periodo de tiempo establecido. Tras una primera estimación el número de pacientes reclutables fue de 49 pacientes. Al calcular el tamaño muestral con un nivel de confianza del 95% y una precisión del 5% se obtuvo un resultado de 45 pacientes. Dado que el tamaño muestral es tan próximo a la población de estudio y cabe la posibilidad de que al ser un estudio retrospectivo no todos los datos estén recogidos en las historias clínicas y no se obtenga información útil, se propone analizar el 100% de la población sin realizar un muestreo estadístico.

4.5. Variables a estudio

Variables cualitativas nominales

- Tratamiento inicial recibido:
  - Prostatectomía radical
  - Radioterapia.
  - Braquiterapia
- Resultado de las técnicas de imagen previas: positivo, negativo o no concluyente.
  - TC
  - RM
  - GGO
  - ^{18}F-FDG PET-CT
  - ^{18}F-Colina PET-CT
- Resultado de la PET-CT con ^{18}F-DCFPyL: negativo o positivo (local, regional, a distancia).
- Biopsia posterior al ^{18}F-DCFPyL PET-CT.
- Tratamiento tras ^{18}F-DCFPyL PET-CT.
- Cambio de tratamiento: SI/NO

Variables cuantitativas

- Edad de los pacientes.
- Valores de PSA al diagnóstico del cáncer de próstata.
- Valores de PSA tras tratamiento radical (PSA nadir).
- Valores de PSA en la recurrencia.
- Escala de Gleason.
- Tiempo transcurrido desde el diagnóstico hasta la recurrencia.
- Tiempo transcurrido desde la realización del PET con ^{18}F-Colina y el PET con ^{18}F-DCFPyL.
- Características de los hallazgos de la PET-CT:

- SUVmax obtenida de la lesión con mayor captación.
- Recurrencia:
  - Lecho prostático
  - Cadena ganglionar linfática
  - Metastásica

4.6. Recogida de variables

Las variables serán registradas en una hoja de cálculo Excel tras una revisión exhaustiva de la Historia Clínica de los pacientes, usando el programa informático del hospital. Utilizaremos variables cualitativas nominales y ordinales y variables cuantitativas. Algunas son dicotómicas y otras requieren de una interpretación para poder clasificarlas y registrarlas en la hoja de cálculo.

❖ Puntuación Gleason de la biopsia

Clasificación anatomopatológica que gradúa el cáncer según la agresividad objetivada en las células de las muestras de la biopsia de próstata. Vamos a realizar tres grupos:

- Menor o igual a 6: escasa agresividad.
- 7: agresividad intermedia.
- Mayor o igual a 8: alta agresividad.

❖ Gammagrafía ósea

Se realiza para detectar metástasis óseas en el caso que las hubiera. Al paciente se le administran 740 MBq de ^{99m}Tc-DPD y a las 2 horas postinyección se realiza un estudio de cuerpo completo en proyección anteroposterior.

❖ ^{18}F-Colina PET-CT

Tras un ayuno de 2 horas al paciente se le administran debajo del equipo PET, 4 MBq por kilogramo de peso y se realiza una imagen dinámica en los 5 minutos postinyección. Con esto se pretende ver posibles lesiones en el lecho prostático, antes de la eliminación urinaria del trazador. Tras la imagen previa, el paciente queda en reposo en una habitación de hormigón plomado durante 30 minutos y posteriormente se realiza una segunda imagen PET-CT de cuerpo completo, para poder evaluar todas las lesiones que captan radiofármaco y son sugestivas de malignidad.

❖ Standardized Uptake Value (SUV)

El SUV es un índice semicuantitativo de captación del radiofármaco en una determinada lesión, medido como cantidad de radiotrazador presente en una lesión según la dosis administrada. Se expresa en uCi/ml, normalizado al peso del paciente en kilogramos, pudiéndose comparar este índice entre controles sucesivos, objetivando apreciaciones visuales. Otro índice utilizado en PET-CT es la actividad en la lesión versus la actividad de fondo que la rodea (lesión/background), lo cual también permitirá determinar semicuantitativamente la evolución de una lesión. Un índice SUV mayor de 2,5 orienta con mayor probabilidad a que la alteración es de origen neoplásico, en caso de duda diagnóstica.

4.7. Análisis de datos

En una hoja de cálculo Excel se recogerán todas las variables de interés. Después se realizará una revisión exhaustiva para comprobar que la transcripción de los datos ha sido correcta y se procederá a descartar a los pacientes que no reúnan la información suficiente para poder realizar el análisis estadístico. Posteriormente, se llevará a cabo el análisis estadístico con el programa SPSS Statistics.

Las variables categóricas serán descritas como porcentajes. Las variables continuas con distribución normal serán descritas con media y distribución estándar y las variables continuas cuando la distribución no sea normal serán descritas como mediana y rango intercuartílico.

Así mismo, en función de los resultados obtenidos, se agruparán los pacientes según el valor del PSA (<0,5; 0,5-1; 1-2 y >2 ng/ml), para analizarlos por separado y poder evaluar el diagnóstico de la recaída de la enfermedad con ^{18}F-DCFPyL PET-CT según el valor del PSA.

4.8. Dificultades y limitaciones.

Las principales limitaciones son las propias de un estudio retrospectivo, como la dificultad de recuperar toda la información necesaria de las historias clínicas, lo que se traduce en una pérdida de calidad en el seguimiento del paciente y en la ausencia de registros de intervenciones realizadas sobre el mismo.

Otra limitación al tratarse de un estudio retrospectivo es que no es un estudio ciego y no se puede garantizar que la ^{18}F-Colina PET-CT y la ^{18}F-DCFPyL PET-CT se hayan realizado al mismo tiempo por lo que habrá un sesgo temporal.

La exploración ^{18}F-DCFPyL PET-CT es solicitada al Servicio de Medicina Nuclear del Hospital por los Servicios de Urología, Oncología radioterápica y Oncología Médica tanto del mismo hospital, como de otros hospitales públicos o privados. La alta variabilidad del origen de los pacientes implica diversidad de criterios en los registros de las historias clínicas, lo que supone un problema en el estudio de estos. Por ello, con el objetivo de reunir la máxima información posible y no sesgar la muestra se plantea una colaboración entre los diferentes servicios implicados.

Otra limitación sería no disponer de ningún estándar de referencia adecuado o Gold standard que nos permita asegurarnos de que realmente hay o no hay una lesión sugestiva de malignidad. En algunos casos no dispondremos de confirmación histológica pues la biopsia no habría sido ética (dado el número de biopsias y zonas de difícil acceso) ni útil para el paciente.

5. PLAN DE TRABAJO

5.1. Etapas de desarrollo del proyecto

1. Elaboración de la hoja de cálculo que se utilizará como base de datos.
2. Recopilación y registro de todos los pacientes a los que se les ha realizado un ^{18}F-DCFPyL PET-CT en el Hospital.
3. Revisión exhaustiva de las historias clínicas de estos pacientes con el programa informático del hospital.
4. Selección de los pacientes candidatos a entrar en el estudio por cumplir con los criterios de inclusión y además poseer información requerida para el estudio, cumplimentada en la historia clínica.
5. Elaboración de una tabla de contingencia de ^{18}F-Colina PET-CT versus ^{18}F-DCFPyL PET-CT y clasificación de los pacientes según su valor de PSA.

Tabla 3: Tabla de contingencia de ^{18}F-DCFPyL y ^{18}F-Colina PET-CT

		^{18}F-DCFPyL PET-CT		
		Positivo	Negativo	TOTAL
^{18}F-Colina PET-CT	No concluyente			
	Negativo			
	TOTAL			

6. Análisis estadístico de los datos obtenidos con el programa SPSS Statistics.
7. Valoración de los resultados y extracción de conclusiones.

5.2. Final del proyecto

El proyecto está previsto que finalice en julio de 2024. Tendrá una duración 12 de meses.

5.3. Distribución de tareas del equipo investigador

El investigador principal es la autora que presenta este trabajo: Ángela Alonso García, Farmacéutica especialista en Radiofarmacia, que realizará la revisión de las historias clínicas, el reclutamiento de pacientes y el registro de todas las variables de interés en la hoja de cálculo Excel. Tras el análisis estadístico, también extraerá las conclusiones oportunas de acuerdo con los resultados obtenidos y la bibliografía existente.

Los resultados obtenidos de las pruebas de imagen realizadas a los pacientes fueron evaluados y descritos en detalle por los médicos especialistas en Medicina Nuclear del servicio de Medicina Nuclear del hospital y por médicos especialistas en Radiodiagnóstico de distintos hospitales con mucha experiencia en estas técnicas. Los informes del ^{18}F-DCFPyL PET-CT serán contrastados con los resultados de la ^{18}F-Colina PET-CT. Se consideró resultado positivo al incremento focal de la captación del trazador mayor que el fondo y no asociado a la captación fisiológica de este.

5.4. Cronograma de las actividades.

Se presenta a continuación de forma esquemática el cronograma de las actividades del proyecto desde el inicio del estudio.

Tabla 4: Cronograma de las actividades

Fechas	Actividades	Investigador responsable
Julio 2023 - septiembre 2023	Revisión de la bibliografía actual con relación al tema de estudio, diseño del estudio, elección de las variables necesarias y elaboración de la hoja de cálculo que utilizaremos como base de datos.	Ángela Alonso García
Octubre 2023 - diciembre 2023	Reclutamiento y registro de todos los pacientes a los que se les ha realizado un ^{18}F-DCFPyL PET-CT en el Hospital desde el comienzo de la realización de esta prueba en diciembre de 2020 hasta septiembre de 2023.	Ángela Alonso García Colaboración con médicos especialistas en Medicina Nuclear.
Enero 2024 – marzo 2024	Revisión de las historias clínicas de todos los pacientes con el programa informático del hospital y registro de todas las variables de interés para el estudio encontradas en las mismas.	Ángela Alonso García Colaboración con médicos especialistas en Medicina Nuclear.

Abril 2024 – julio 2024	Análisis de los datos recogidos, decisión de los pacientes a incluir en el estudio, análisis estadístico de las variables registradas con el programa SPSS, formulación de conclusiones y redacción de la posible publicación o comunicación.	Ángela Alonso García Colaboración con médicos especialistas en Medicina Nuclear.

6. ASPECTOS ÉTICOS

Se solicitará al Comité de Ética la exención del consentimiento informado (ejemplos en ANEXO I y II) ya que se trata de un estudio retrospectivo que no supone riesgos para la salud del paciente ni requiere de entrevista personal.

El protocolo de la investigación se enviará previamente al Comité de Ética e Investigación del Hospital correspondiente para su aprobación antes de comenzar el estudio. Durante el estudio se proporcionará información del control del mismo al Comité y no se realizará ninguna actividad sin que estas sean autorizadas previamente por este.

El tratamiento, la comunicación y la cesión de los datos de carácter personal de todos los sujetos participantes se llevará a cabo de acuerdo con lo dispuesto en la Ley Orgánica 15/1999, de 13 de diciembre de protección de datos de carácter personal y el Real Decreto 1720/2007 de desarrollo de esta. Los documentos generados durante el estudio y la base de datos serán protegidos de usos no permitidos por personas ajenas a la investigación y por tanto, serán considerados estrictamente confidenciales y no serán revelados a terceros. Se evitará el uso de datos que pudieran permitir la identificación de los pacientes.

Todos los procedimientos se realizaron de acuerdo con la declaración de Helsinki de 1964 actualizada en la Asamblea General de Brasil en 2013.

7. PRESUPUESTO

En este estudio, al ser retrospectivo, se va a hacer una revisión de los datos ya existentes y no va a suponer un coste adicional, ya que no se va a influir en el proceso ni se van a añadir pruebas adicionales. Además el Hospital cuentan tanto con la infraestructura física como con el soporte informático necesario para llevar a cabo el estudio. Los únicos gastos que podrían considerarse y que requieren financiación serían los gastos de difusión, pues los resultados obtenidos se difundirían a congresos nacionales y/o internacionales y a revistas científicas.

8. APLICABILIDAD Y UTILIDAD DE LOS RESULTADOS

La Tomografía por Emisión de Positrones (PET) proporciona una medida de la distribución tridimensional del ^{18}F-DCFPyL obteniendo imágenes semicuantitativas que permiten valorar de forma no invasiva la expresión de PSMA y por tanto localizar la recurrencia y metástasis ganglionares o distales que a menudo no son detectables con otras técnicas de imagen convencionales.

La FDA autorizó este radiofármaco en marzo de 2021 basándose en los resultados de 2 estudios, los ensayos OSPREY (NCT02981368) y CONDOR (NCT03739684), que investigaron la seguridad y el rendimiento diagnóstico del ^{18}F-DCFPyL en el cáncer de próstata. En España aún no está autorizada su comercialización pero se están realizando estudios que muestran un gran impacto clínico y existe evidencia de que influye sustancialmente en el cambio de tratamiento posterior.

El 24 de julio de 2023 la Agencia Europea del Medicamento (EMA) autorizó el ^{18}F-DCFPyL (45) con el nombre comercial de Pylclari (F-18 piflufolastat) para su utilización en todos los estados miembros de la Unión Europea. La EMA ha considerado que ofrece mejoras sobre los métodos existentes y los efectos adversos fueron leves y su perfil de seguridad aceptable por lo que sus beneficios superan a sus riesgos.

Lo ha autorizado basándose en los resultados del ensayo clínico PYTHON (46) realizado en Europa, el cual mostró que la tasa de detección por paciente del PET/CT con ^{18}F-DCFPyL en comparación con la ^{18}F-Colina fue significativamente superior, independientemente del tratamiento inicial con intención curativa, del nivel de PSA, del tiempo de duplicación del PSA, del grado de ISUP o la clasificación de riesgo de d'Amico. Además, el ^{18}F-DCFPyL PET/CT mostró una sensibilidad significativamente mayor y tuvo un impacto en el manejo del 44% de los pacientes siendo segura y bien tolerada. Se ha autorizado en las siguientes indicaciones:

- Estadificación primaria de pacientes con cáncer de próstata de alto riesgo antes del tratamiento curativo inicial.
- Localizar la recurrencia de cáncer de próstata en pacientes con sospecha de recidiva basada en el aumento del PSA después del tratamiento primario con intención curativa.

El ^{18}F-DCFPyL ha demostrado en diversos estudios tasas de detección superiores a las de la ^{18}F-Colina (47). El ^{18}F-DCFPyL PET/CT podría ser más utilizado en España si se aprobara su comercialización. La localización intraprostática del tumor, la estratificación y la monitorización del tratamiento de la enfermedad avanzada son posibles indicaciones futuras en España.

9. BIBLIOGRAFÍA

1. Gandaglia G, Leni R, Bray F, Fleshner N, Freedland SJ, Kibel A, et al. Epidemiology and Prevention of Prostate Cancer. Eur Urol Oncol. 2021 Dec 1;4(6):877–92.

2. Bray F, Ferlay J, Soerjomataram I, Siegel RL, Torre LA, Jemal A. Global cancer statistics 2018: GLOBOCAN estimates of incidence and mortality worldwide for 36 cancers in 185 countries. CA Cancer J Clin. 2018 Nov;68(6):394–424.

3. El cáncer en cifras - SEOM: Sociedad Española de Oncología Médica © 2019 [Internet]. [cited 2022 Jun 9]. Available from: https://seom.org/prensa/el-cancer-en-cifras

4. Richie JP, Catalona WJ, Ahmann FR, Hudson MA, Scardino PT, Flanigan RC, et al. Effect of patient age on early detection of prostate cancer with serum prostate-specific antigen and digital rectal examination. Urology [Internet]. 1993 Oct 1 [cited 2022 Jun 16];42(4):365–74. Available from: http://www.goldjournal.net/article/009042959390359I/fulltext

5. Cáncer de Próstata - SEOM: Sociedad Española de Oncología Médica © 2019 [Internet]. [cited 2022 Jun 19]. Available from: https://seom.org/info-sobre-el-cancer/prostata?start=1

6. Li S, Silvestri V, Leslie G, Rebbeck TR, Neuhausen SL, Hopper JL, et al. Cancer Risks Associated With BRCA1 and BRCA2 Pathogenic Variants. J Clin Oncol [Internet]. 2022 May 10 [cited 2022 Jun 18];40(14):1529–41. Available from: http://www.ncbi.nlm.nih.gov/pubmed/35077220

7. Perdana NR, Mochtar CA, Umbas R, Hamid ARA. The Risk Factors of Prostate Cancer and Its Prevention: A Literature Review. Acta

Med Indones [Internet]. 2016 Jul 1 [cited 2022 Jun 13];48(3):228–38. Available from: https://pubmed.ncbi.nlm.nih.gov/27840359/

8. Cáncer de Próstata - SEOM: Sociedad Española de Oncología Médica © 2019 [Internet]. [cited 2022 Jun 13]. Available from: https://seom.org/info-sobre-el-cancer/prostata?start=1

9. Daniyal M, Siddiqui ZA, Akram M, Asif HM, Sultana S, Khan A. Epidemiology, etiology, diagnosis and treatment of prostate cancer. Asian Pac J Cancer Prev [Internet]. 2014 [cited 2022 Jun 13];15(22):9575–8. Available from: https://pubmed.ncbi.nlm.nih.gov/25520069/

10. Bostwick DG, Cooner WH, Denis L, Jones GW, Scardino PT, Murphy GP. The association of benign prostatic hyperplasia and cancer of the prostate. Cancer. 1992;70:291–301.

11. Jiménez Pacheco A, Peinado Herreros J, López Luque A, Iríbar Ibabe M. Evaluación del screening en el diagnóstico actual del cáncer de próstata: desarrollo de nuevos biomarcadores urinarios. Actual Medica. 2011;96(784):26–35.

12. Catalona WJ, Smith DS, Ratliff TL, Dodds KM, Coplen DE, Yuan JJ, et al. Measurement of prostate-specific antigen in serum as a screening test for prostate cancer. N Engl J Med. 1991;324:1156–61.

13. Merriel SWD, Pocock L, Gilbert E, Creavin S, Walter FM, Spencer A, et al. Systematic review and meta-analysis of the diagnostic accuracy of prostate-specific antigen (PSA) for the detection of prostate cancer in symptomatic patients. BMC Med [Internet]. 2022 Dec 1 [cited 2022 Jun 16];20(1):1–11. Available from: https://bmcmedicine.biomedcentral.com/articles/10.1186/s12916-021-02230-y

14. Cooner WH, Mosley BR, Rutherford CL, Beard JH, Pond HS, Terry WJ, et al. Prostate cancer detection in a clinical urological practice by ultrasonography, digital rectal examination, and prostate specific antigen. J Urol. 1990;143:1146–54.

15. Babaian RJ, Mettlin C, Kane R, Murphy GP, Lee F, Drago JR, et al. The relationship of prostate-specific antigen to digital rectal examination and transrectal ultrasonography (Findings of the American Cancer Society National Prostate Cancer Detection Project). Cancer. 1992;69:1195–200.

16. Heidenreich A, Bastian PJ, Bellmunt J, Bolla M, Joniau S, van der Kwast T, et al. EAU Guidelines on Prostate Cancer. Part 1: Screening, Diagnosis, and Local Treatment with Curative Intent—Update 2013. Eur Urol. 2014 Jan 1;65(1):124–37.

17. Pound CR, Partin AW, Eisenberger MA, Chan DW, Pearson JD, Walsh PC. Natural History of Progression After PSA Elevation Following Radical Prostatectomy. JAMA [Internet]. 1999 May 5 [cited 2022 Jun 16];281(17):1591–7. Available from: https://jamanetwork.com/journals/jama/fullarticle/189741

18. Artibani W, Porcaro AB, de Marco V, Cerruto MA, Siracusano S. Management of Biochemical Recurrence after Primary Curative Treatment for Prostate Cancer: A Review. Urol Int [Internet]. 2018 Apr 1 [cited 2022 Jun 16];100(3):251–62. Available from: https://www.karger.com/Article/FullText/481438

19. Roach M, Hanks G, Thames H, Schellhammer P, Shipley WU, Sokol GH, et al. Defining biochemical failure following radiotherapy with or without hormonal therapy in men with clinically localized prostate cancer: Recommendations of the RTOG-ASTRO Phoenix Consensus Conference. Int J Radiat Oncol Biol Phys [Internet]. 2006

Jul 15 [cited 2022 Jun 16];65(4):965–74. Available from: http://www.redjournal.org/article/S0360301606006638/fulltext

20. Simon NI, Parker C, Hope TA, Paller CJ. Best Approaches and Updates for Prostate Cancer Biochemical Recurrence. Am Soc Clin Oncol Educ Book [Internet]. 2022 Apr 3 [cited 2022 Jun 16];42(42):1–8. Available from: http://www.ncbi.nlm.nih.gov/pubmed/35503984

21. Díez B, Molina A, Jmª LC, García J, Hernández A, Ponce C. RESUMEN RECIDIVA BIOQUÍMICA PRECOZ TRAS PROSTATECTOMÍA RADICAL RETROPÚBICA POR CÁNCER DE PRÓSTATA. FACTORES IMPLICADOS. ¿INFLUYE EL TIEMPO DE ESPERA ENTRE BIOPSIA Y CIRUGÍA? Recidiva bioquímica precoz tras prostatectomía radical retropúbica por cáncer de próstata. Factores implicados. ¿Influye el tiempo de espera entre biopsia y cirugía? Actas Urol Esp. 2008;32(4).

22. Papel de las técnicas de imagen en la recidiva del cáncer de próstata | Seram [Internet]. [cited 2022 Jun 14]. Available from: https://piper.espacio-seram.com/index.php/seram/article/view/1590

23. Ferro-Flores G, de M. Ramirez F, Melendez-Alafort L, Santos-Cuevas CL. Peptides for in vivo target-specific cancer imaging. Mini Rev Med Chem [Internet]. 2010 Apr 14 [cited 2022 Jun 18];10(1):87–97. Available from: https://pubmed.ncbi.nlm.nih.gov/20380643/

24. J.L. Carreras, L. Lapeña CAsensio. PET-TAC en tumores de cabeza y cuello. 2012.

25. Gámez Cenzano C, Cabrera Villegas A, Sopena Monforte R, García Velloso MJ. La tomografía por emisión de positrones (PET) en oncología (Parte I). Rev Esp Med Nucl. 2002 Jan 1;21(1):41–60.

26. Li Z, Conti PS. Radiopharmaceutical chemistry for positron emission tomography. Adv Drug Deliv Rev. 2010 Aug 30;62(11):1031–51.

27. Miller PW, Long NJ, Vilar R, Gee AD. Synthesis of 11C, 18F, 15O, and 13N radiolabels for positron emission tomography. Angew Chem Int Ed Engl [Internet]. 2008 Nov 10 [cited 2022 Jun 16];47(47):8998–9033. Available from: https://pubmed.ncbi.nlm.nih.gov/18988199/

28. Zolle U. Technetium-99m pharmaceuticals: Preparation and quality control in nuclear medicine. Technetium-99m Pharmaceuticals: Preparation and Quality Control in Nuclear Medicine. 2007;1–345.

29. Perales JLG, Gómez Perales JL. Monografías de radiofármacos. 2011 [cited 2022 Jun 16];332. Available from: https://radiofarmacia.files.wordpress.com/2013/06/radiofarmacia_150216.pdf

30. Santos-Oliveira R. Radiopharmaceuticals Application, Insights and Future.

31. Ceci F, Castellucci P, Cerci JJ, Fanti S. New aspects of molecular imaging in prostate cancer. Methods. 2017 Nov 1;130:36–41.

32. Morris MJ, Rowe SP, Gorin MA, Saperstein L, Pouliot F, Josephson D, et al. Diagnostic performance of 18F-DCFPyL-PET/CT in men with biochemically recurrent prostate cancer: Results from the CONDOR Phase III, multicenter study. Clinical Cancer Research. 2021;27(13):3674–82.

33. Pan KH, Wang JF, Wang CY, Nikzad AA, Kong FQ, Jian L, et al. Evaluation of 18F-DCFPyL PSMA PET/CT for Prostate Cancer: A Meta-Analysis. Front Oncol. 2021;10(February).

34. Mease RC, Foss CA, Pomper MG, Morgan RH. PET Imaging in Prostate Cancer: Focus on Prostate-Specific Membrane Antigen. 2013 [cited 2022 Jun 18]; Available from: http://dx.doi.org/10.2174/0929867312799462612

35. Schülke N, Varlamova OA, Donovan GP, Ma D, Gardner JP, Morrissey DM, et al. The homodimer of prostate-specific membrane antigen is a functional target for cancer therapy. Proc Natl Acad Sci U S A [Internet]. 2003 Oct 28 [cited 2022 Jun 18];100(22):12590–5. Available from: www.pnas.org.

36. Calero J. Ga-PSMA: ¿El próximo gran desafío de la Radiofarmacia Hospitalaria? [cited 2022 Jun 19]; Available from: http://www.christie.nhs.uk

37. Rodríguez-Fraile M, Tamayo Alonso P, Rosales JJ, de Arcocha-Torres M, Caresia-Aróztegui AP, Cózar-Santiago MP, et al. The role of PSMA radioligands in the diagnosis and treatment of prostate carcinoma. Revista Española de Medicina Nuclear e Imagen Molecular (English Edition). 2022 Feb;

38. Giesel FL, Hadaschik B, Cardinale J, Radtke J, Vinsensia M, Lehnert W, et al. F-18 labelled PSMA-1007: biodistribution, radiation dosimetry and histopathological validation of tumor lesions in prostate cancer patients. Eur J Nucl Med Mol Imaging [Internet]. 2017 Apr 1 [cited 2022 Jun 13];44(4):678. Available from: /pmc/articles/PMC5323462/

39. Ministerio de Sanidad y Política Social. Real Decreto 1015/2009, de 19 de junio, por el que se regula la disponibilidad de medicamentos en situaciones especiales. Boletin Oficial del Estado [Internet]. 2009;60904–13. Available from:

https://www.boe.es/boe/dias/2009/07/20/pdfs/BOE-A-2009-12002.pdf

40. Rowe SP, Gorin MA, Allaf ME, Pienta KJ, Tran PT, Pomper MG, et al. PET imaging of prostate-specific membrane antigen in prostate cancer: Current state of the art and future challenges. Prostate Cancer Prostatic Dis. 2016 Sep 1;19(3):223–30.

41. Hasa E, Langbein T, Eiber M, Knorr K. Positron emission tomography with computed tomography/magnetic resonance imaging for primary staging of prostate cancer. Radiologe. 2021 Sep 1;61(9):818–24.

42. Bergero MÁ, Arceluz MJ, Costa L. Evaluación de la tomografía de emisión de positrones con 18F-PSMA en el cáncer de próstata recaído bioquímicamente : resultados parciales . 2020;(December).

43. Lawhn-Heath C, Salavati A, Behr SC, Rowe SP, Calais J, Fendler WP, et al. Prostate-specific membrane antigen PET in prostate cancer. Radiology. 2021;299(2):248–60.

44. Francesco CECI, Castellucci P, Fanti S. Current application and future perspectives of prostate specific membrane antigen PET imaging in prostate cancer. The quarterly journal of nuclear medicine and molecular imaging : official publication of the Italian Association of Nuclear Medicine (AIMN) [and] the International Association of Radiopharmacology (IAR), [and] Section of the Society of. [Internet]. 2019 Mar 1 [cited 2022 Jun 16];63(1):7–18. Available from: https://pubmed.ncbi.nlm.nih.gov/29521482/

45. Pylclari | European Medicines Agency [Internet]. [cited 2023 Nov 7]. Available from: https://www.ema.europa.eu/en/medicines/human/EPAR/pylclari

46. Oprea-Lager DE, Gontier E, García-Cañamaque L, Gauthé M, Olivier P, Mitjavila M, et al. [18F]DCFPyL PET/CT versus [18F]fluoromethylcholine PET/CT in Biochemical Recurrence of Prostate Cancer (PYTHON): a prospective, open label, cross-over, comparative study. Eur J Nucl Med Mol Imaging. 2023;3439–51.

47. Treglia G, Pereira Mestre R, Ferrari M, Bosetti DG, Pascale M, Oikonomou E, et al. Radiolabelled choline versus PSMA PET/CT in prostate cancer restaging: a meta-analysis. Am J Nucl Med Mol Imaging [Internet]. 2019;9(2):127–39. Available from: http://www.ncbi.nlm.nih.gov/pubmed/31139496%0Ahttp://www.pubmedcentral.nih.gov/articlerender.fcgi?artid=PMC6526363

48. Gómez Perales JL. Radiofarmacia en pdf. 2018. 1–377 p.

49. Rousseau E, Wilson D, Lacroix-Poisson F, Krauze A, Chi K, Gleave M, et al. A prospective study on 18F-DCFPYL PSMA PET/CT imaging in biochemical recurrence of prostate cancer. Journal of Nuclear Medicine. 2019;60(11):1587–93.

10. ANEXOS

ANEXO I
SOLICITUD DE EXENCIÓN DE CONSENTIMIENTO INFORMADO

Estudio de Referencia:

Título:

Código de protocolo: (si aplica)

Promotor: (si aplica)

Persona Investigadora Principal:

Investigadores colaboradores: (si aplica)

Servicio de:

Centro:

D./Dña. con domicilio en, teléfono: , Fax: , Correo electrónico:

EXPONE:

Que desea llevar a cabo el proyecto de investigación referenciado en el encabezamiento utilizando datos de pacientes de registros clínicos.

A continuación se exponen las opciones más frecuentes para seleccionar por el investigador. (Borrar la opción que NO proceda o incluir una nueva justificada).

OPCIÓN 2

Que el diseño del estudio no implica riesgos para los participantes.

Que es un estudio retrospectivo y abarca un periodo de 1 año (2023 a 2024) y resulta prácticamente imposible recoger los consentimientos informados de todos los sujetos del estudio; por lo que el requisito de consentimiento individual haría impracticable la realización del estudio.

Breve explicación que personalice la exención del CI:

Que adjunta una Declaración de cumplimiento de la Ley Orgánica 3/2018, de Protección de datos de datos de carácter personal.

SOLICITA:

La exención de solicitar el consentimiento informado a los pacientes incluidos en este estudio para la realización del proyecto de investigación.

En Murcia, a de de 2023.

Fdo.: D./Dña. Investigador/a Principal

ANEXO II

DECLARACIÓN DEL INVESTIGADOR DE CUMPLIMIENTO DE LA LEY ORGÁNICA 3/2018 DE PROTECCIÓN DE DATOS DE CARÁCTER PERSONAL

Estudio de Referencia:

Título:

Código de protocolo: (si aplica)

Promotor: (si aplica)

Persona Investigadora Principal:

Investigadores colaboradores: (si aplica)

Servicio de:

Centro:

D./Dña. para su participación en el estudio de referencia, hace constar:

Que en el tratamiento de los datos de los pacientes que se generen en el desarrollo del citado estudio, se cumple la Ley Orgánica 3/2018, de Protección de Datos de Carácter Personal y su normativa de desarrollo.

En Murcia, a de de 2023.

Fdo.: D./Dña.

Investigador/a Principal

Kolibri 360 GmbH
Ferdinand-Jühlke-Straße 7
99095 Erfurt, Deutschland
produktsicherheit@kolibri360.de

Druck:
CPI Druckdienstleistungen GmbH
im Auftrag der
Kolibri 360 GmbH
Ferdinand-Jühlke-Str. 7
99095 Erfurt